CLARA CHLAMYDIA

GESCHLECHTS-
KRANKHEITEN
AUSMALEN & ENTSPANNEN

CLARA CHLAMYDIA

GESCHLECHTS-KRANKHEITEN

AUSMALEN & ENTSPANNEN

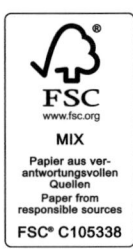

Bibliografische Information der Deutschen Nationalbibliothek:
Die Deutsche Nationalbibliothek verzeichnet diese Publikation in
der Deutschen Nationalbibliografie; detaillierte bibliografische
Daten sind im Internet über http://dnb.dnb.de abrufbar.

(c) 2018 Clara Chlamydia
Herstellung und Verlag:
BoD – Books on Demand, Norderstedt
ISBN: 978-3-7528-0279-5

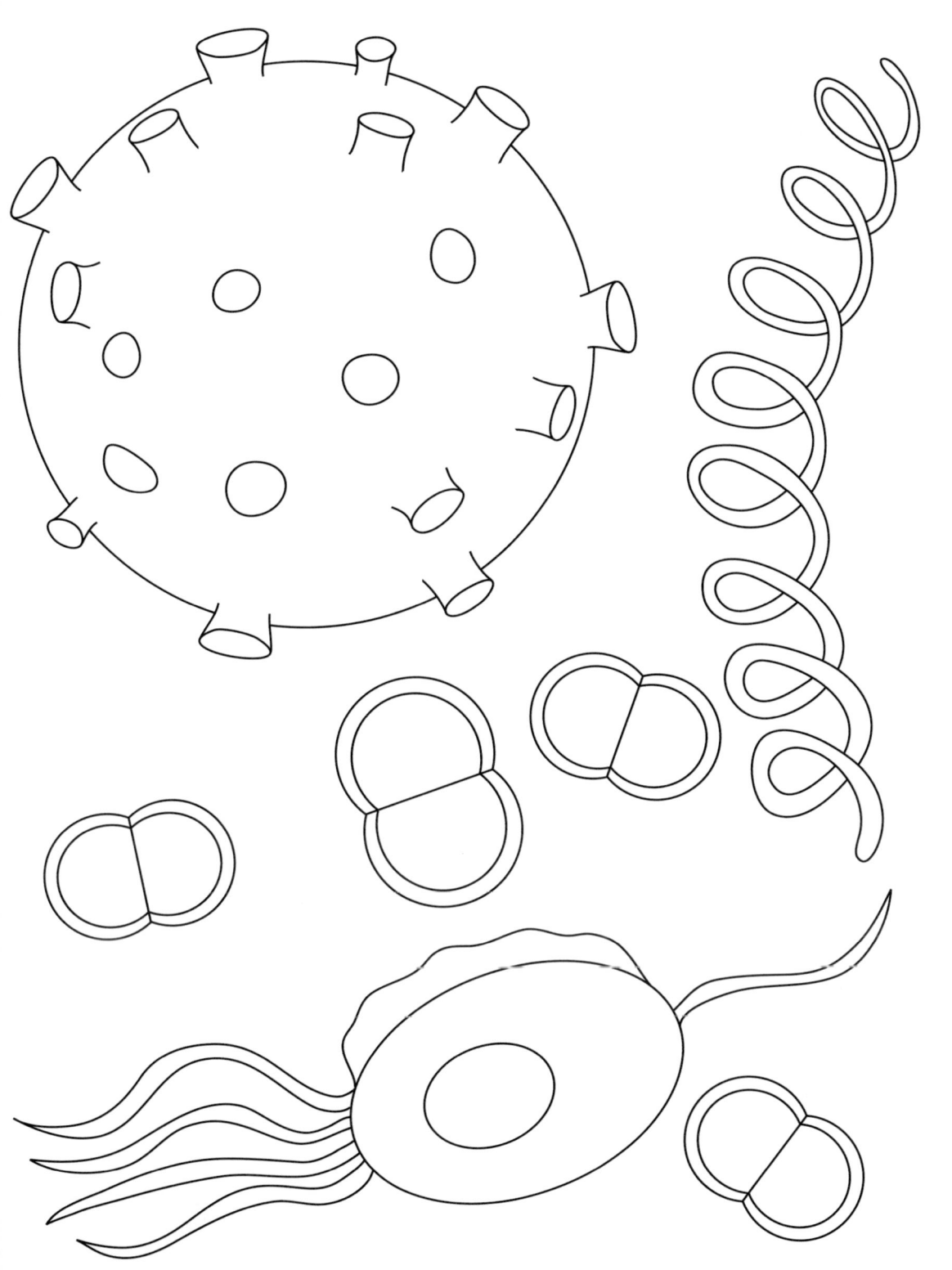

HEFEPILZ

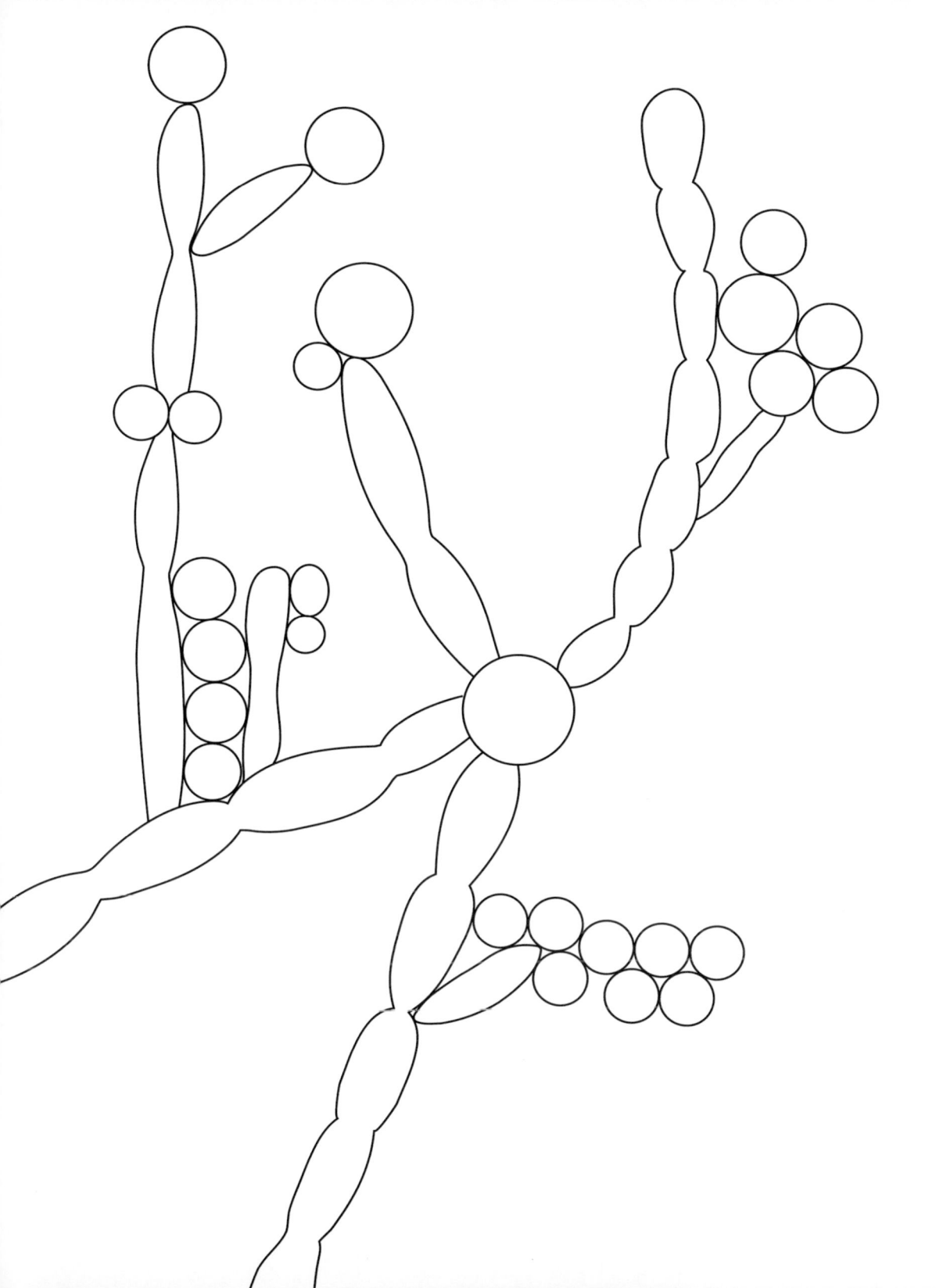

CHLAMYDIEN

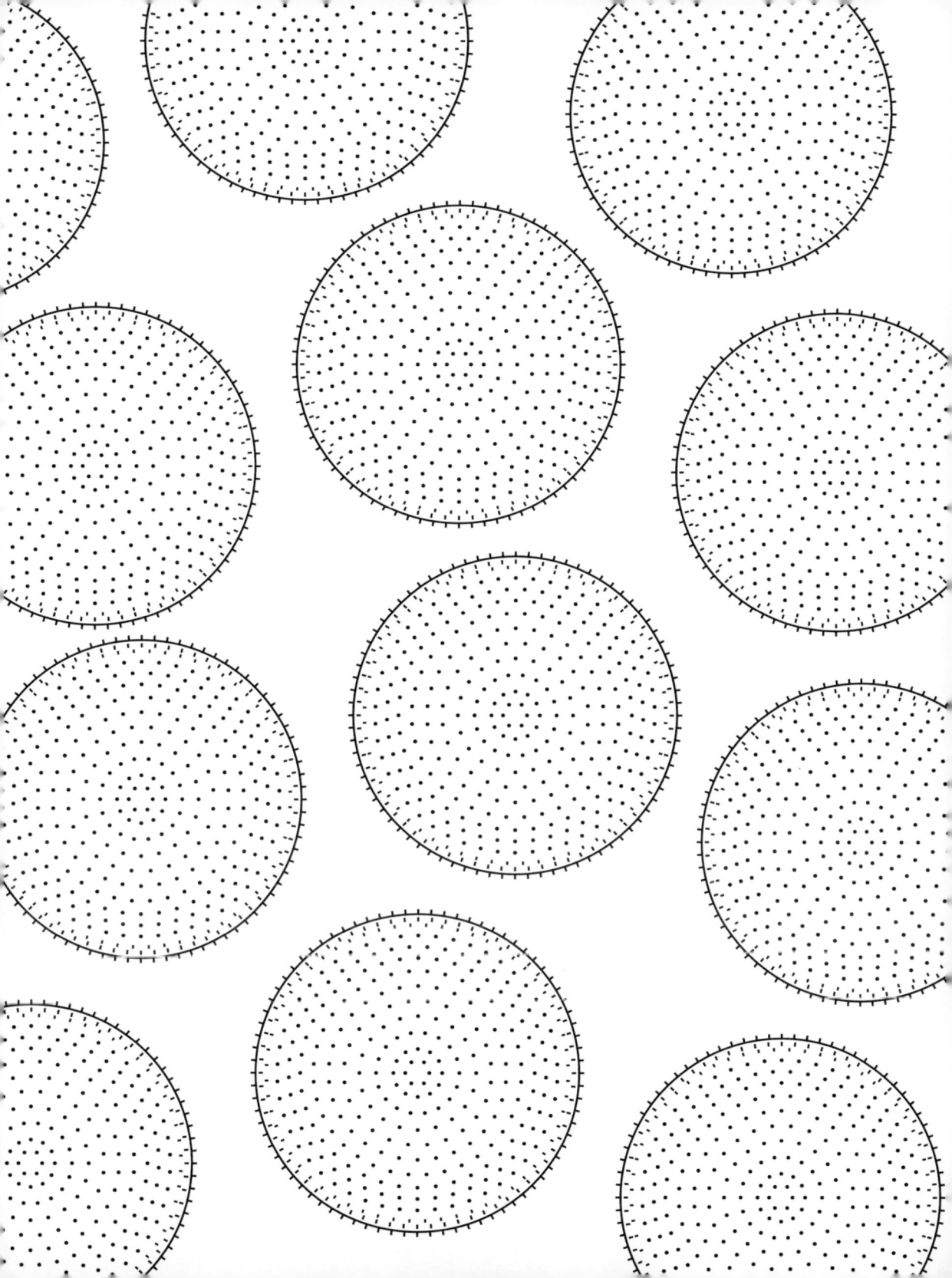

HEPATITIS B

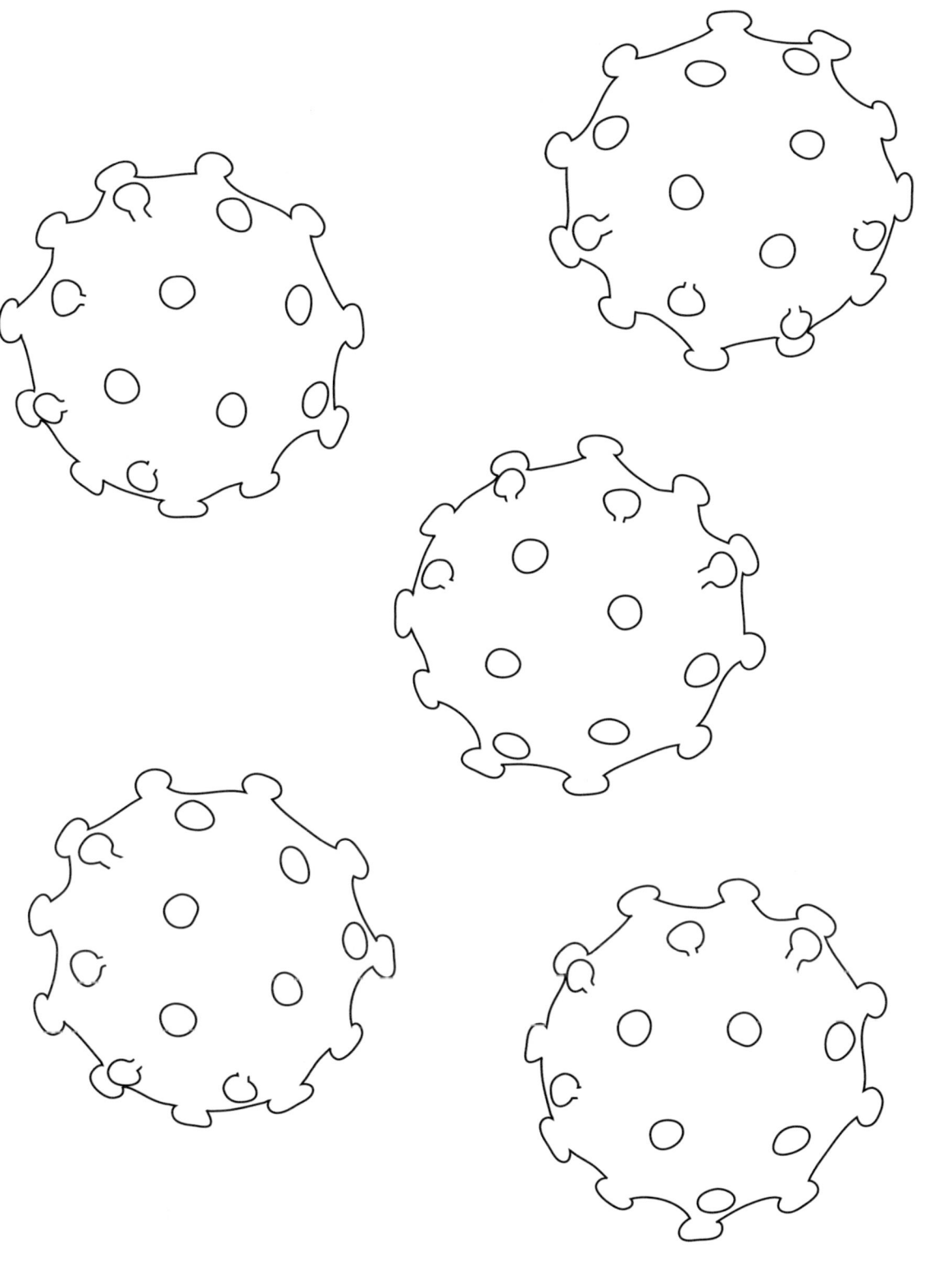

HERPES

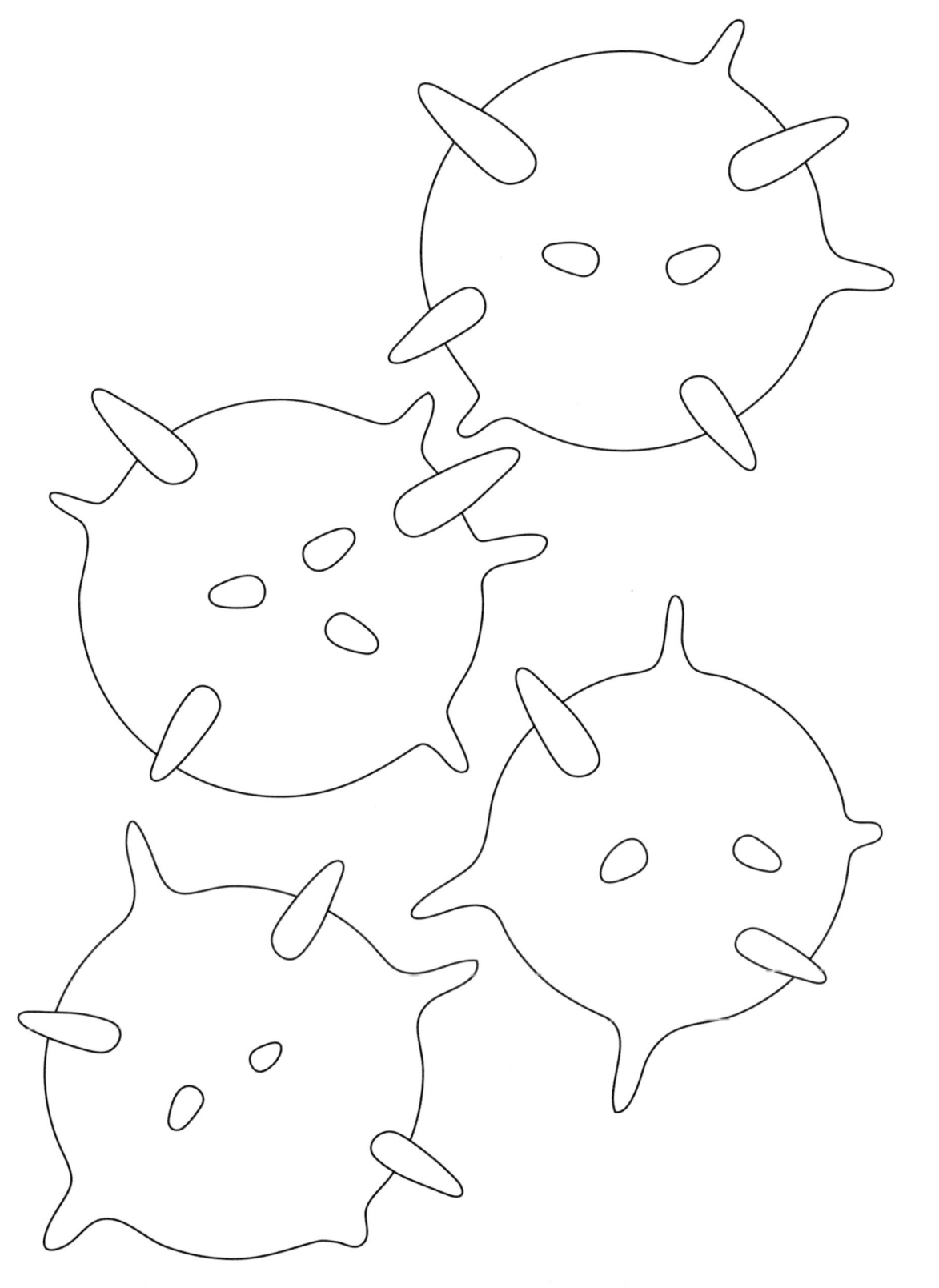

HIV

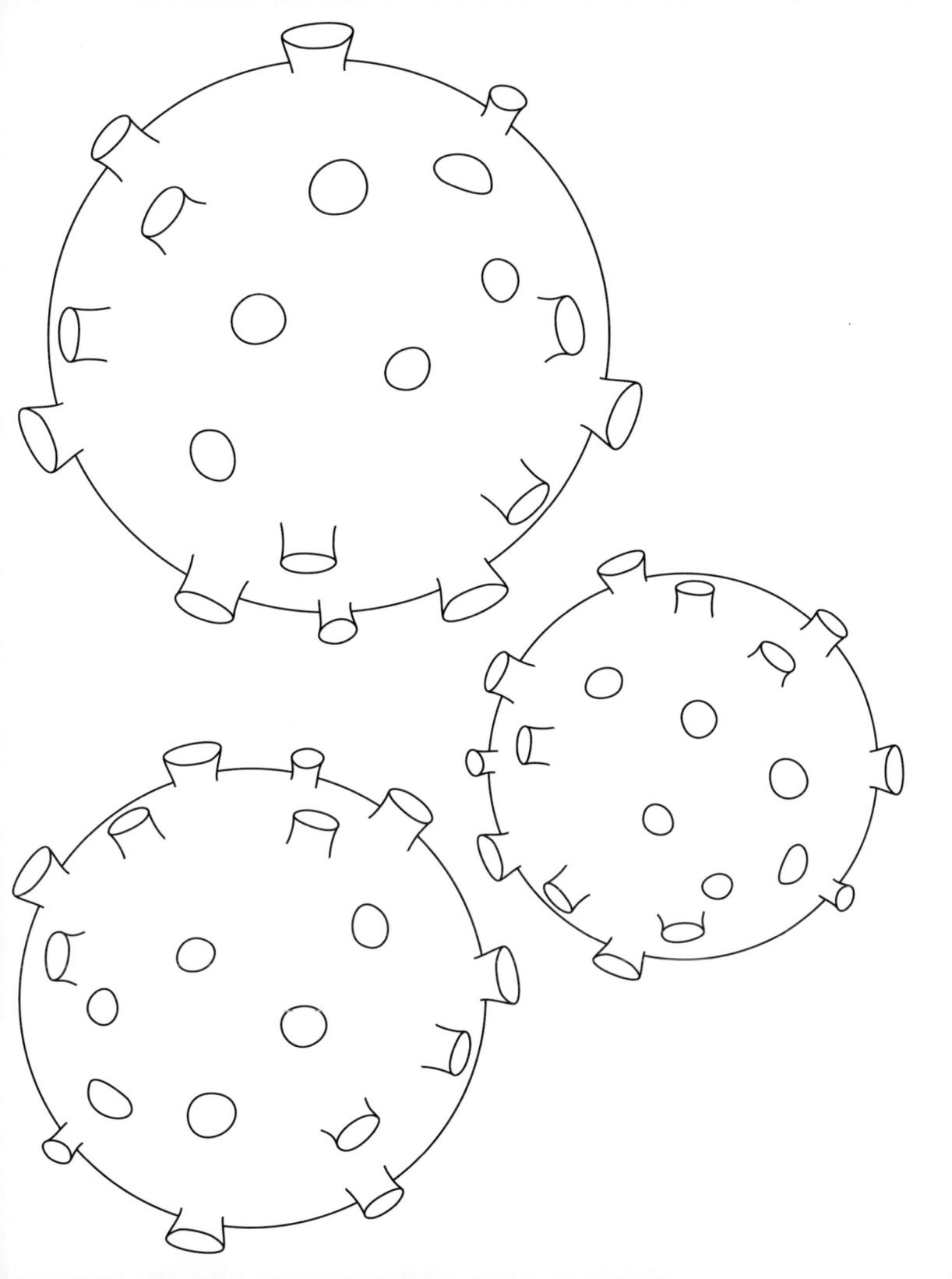

TRIPPER

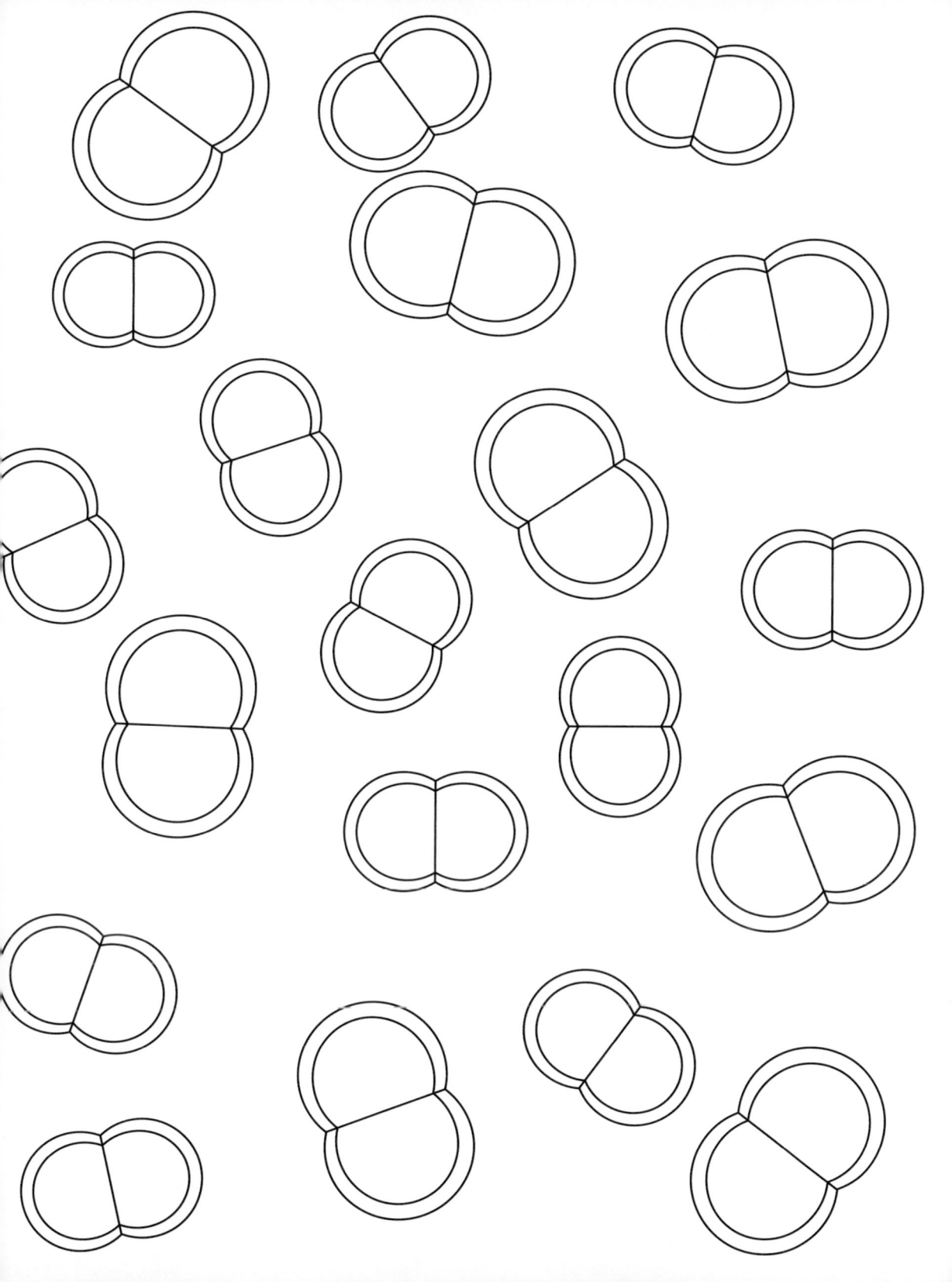

GENITALWARZEN

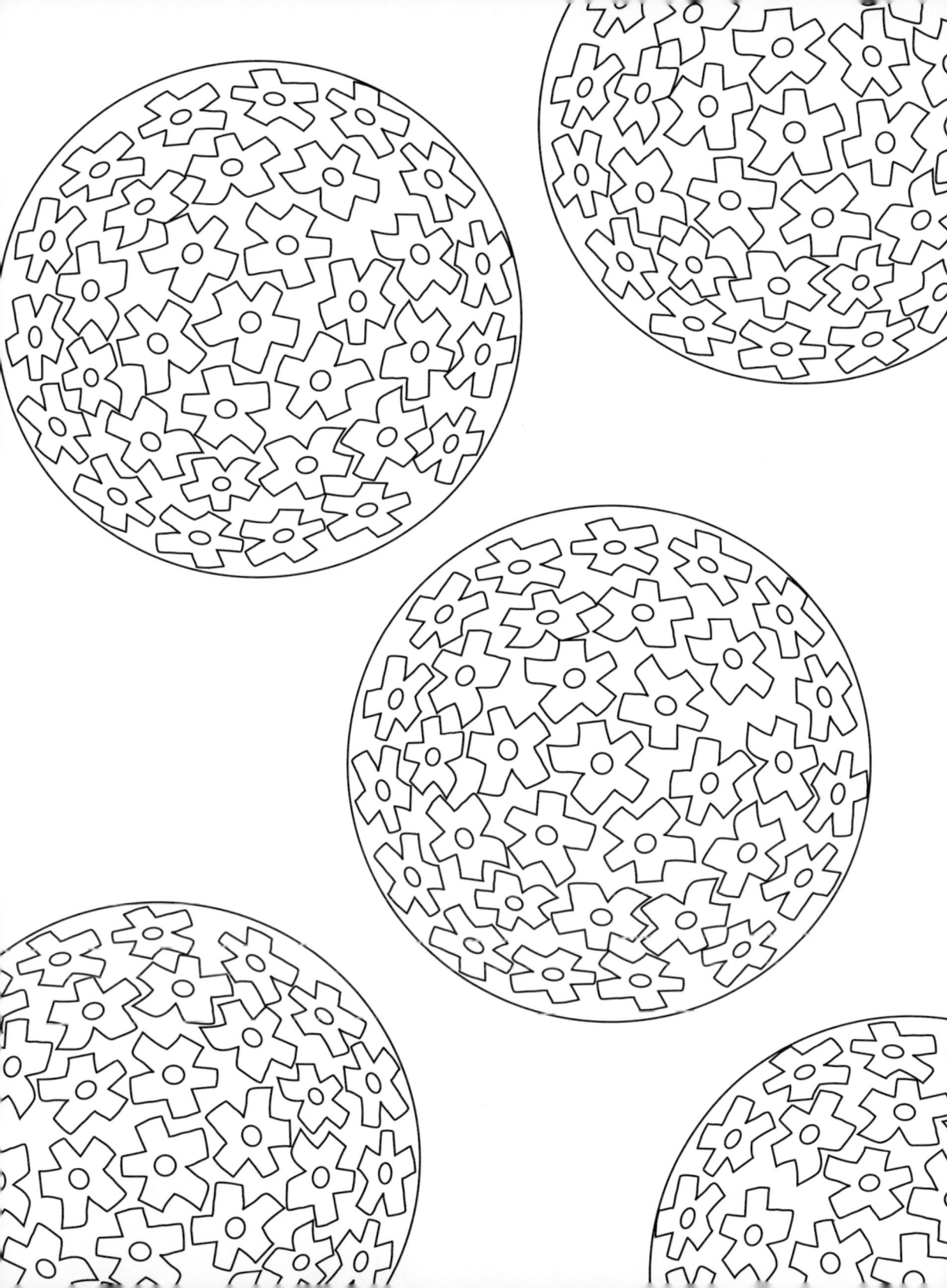

CHLAMYDIEN

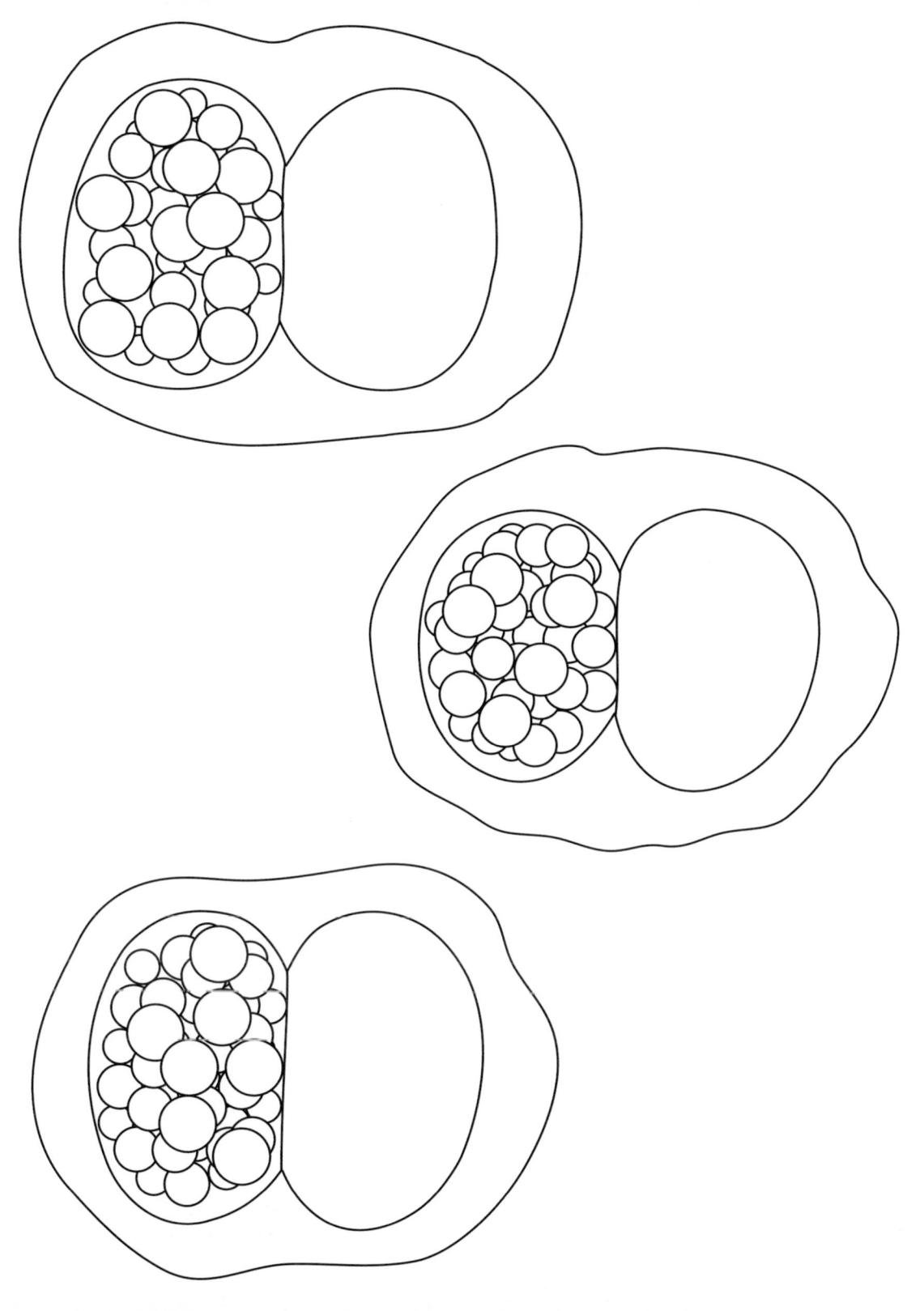

HERPES

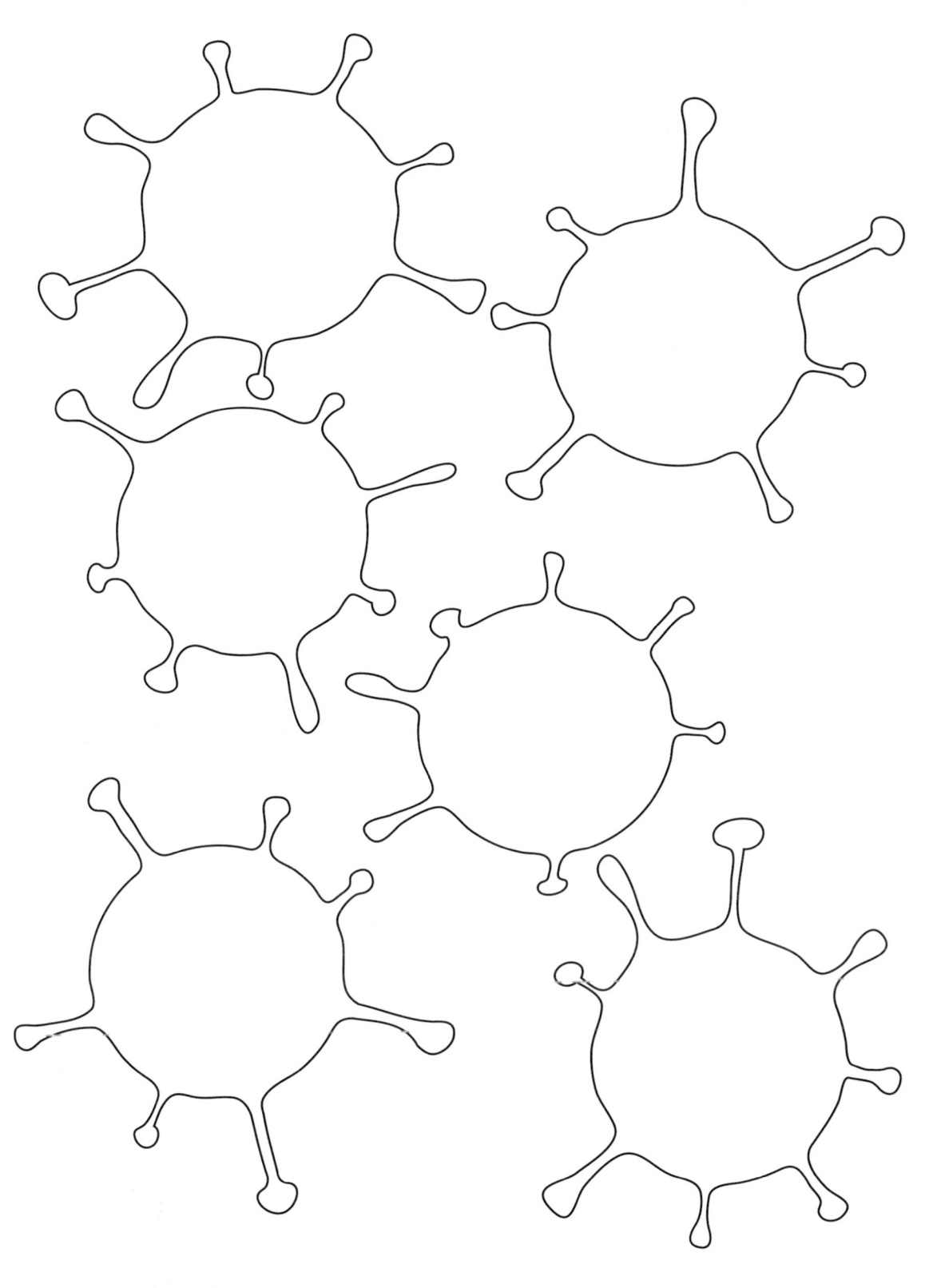

SYPHILIS

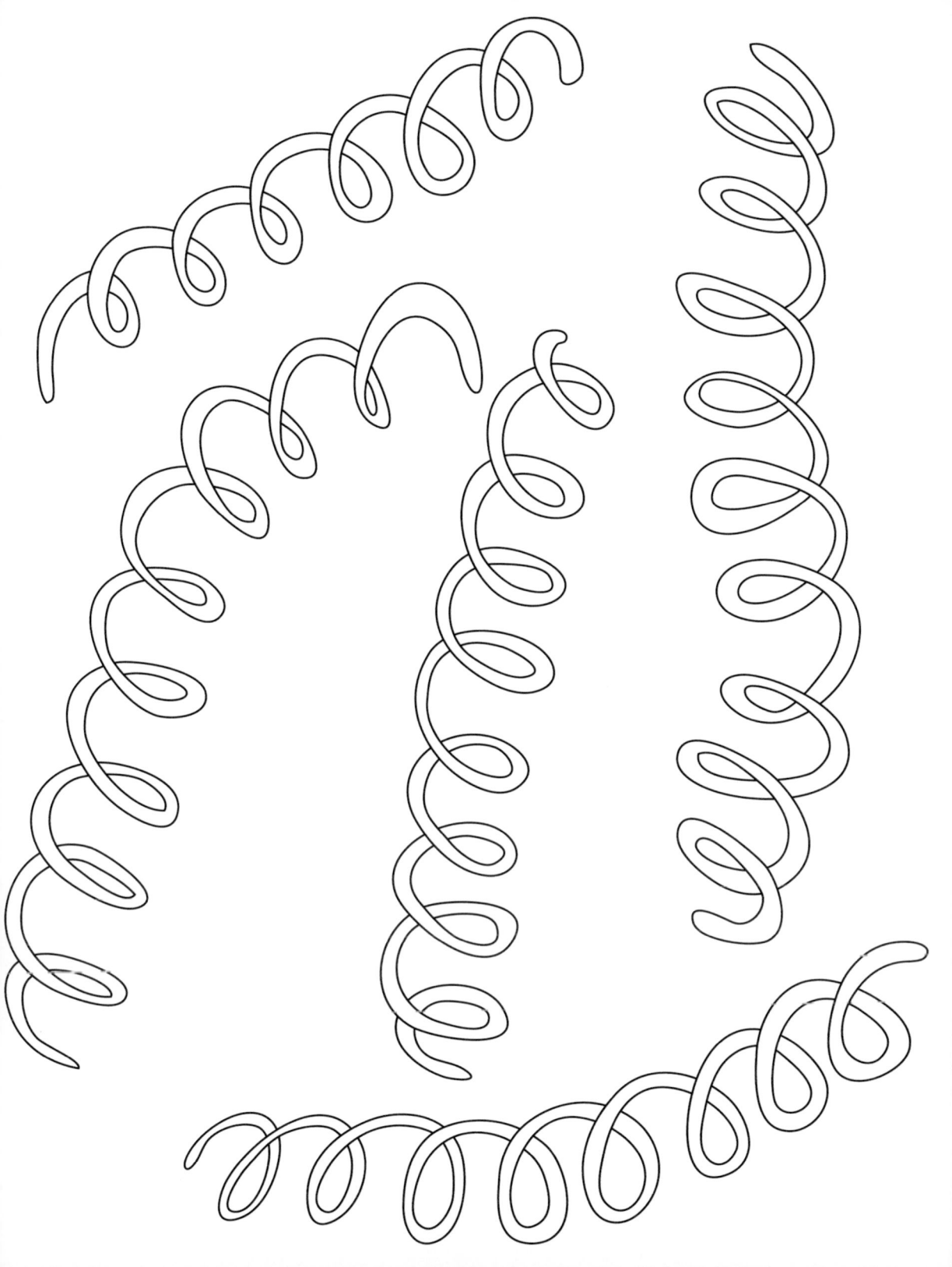

TRICHOMONADEN

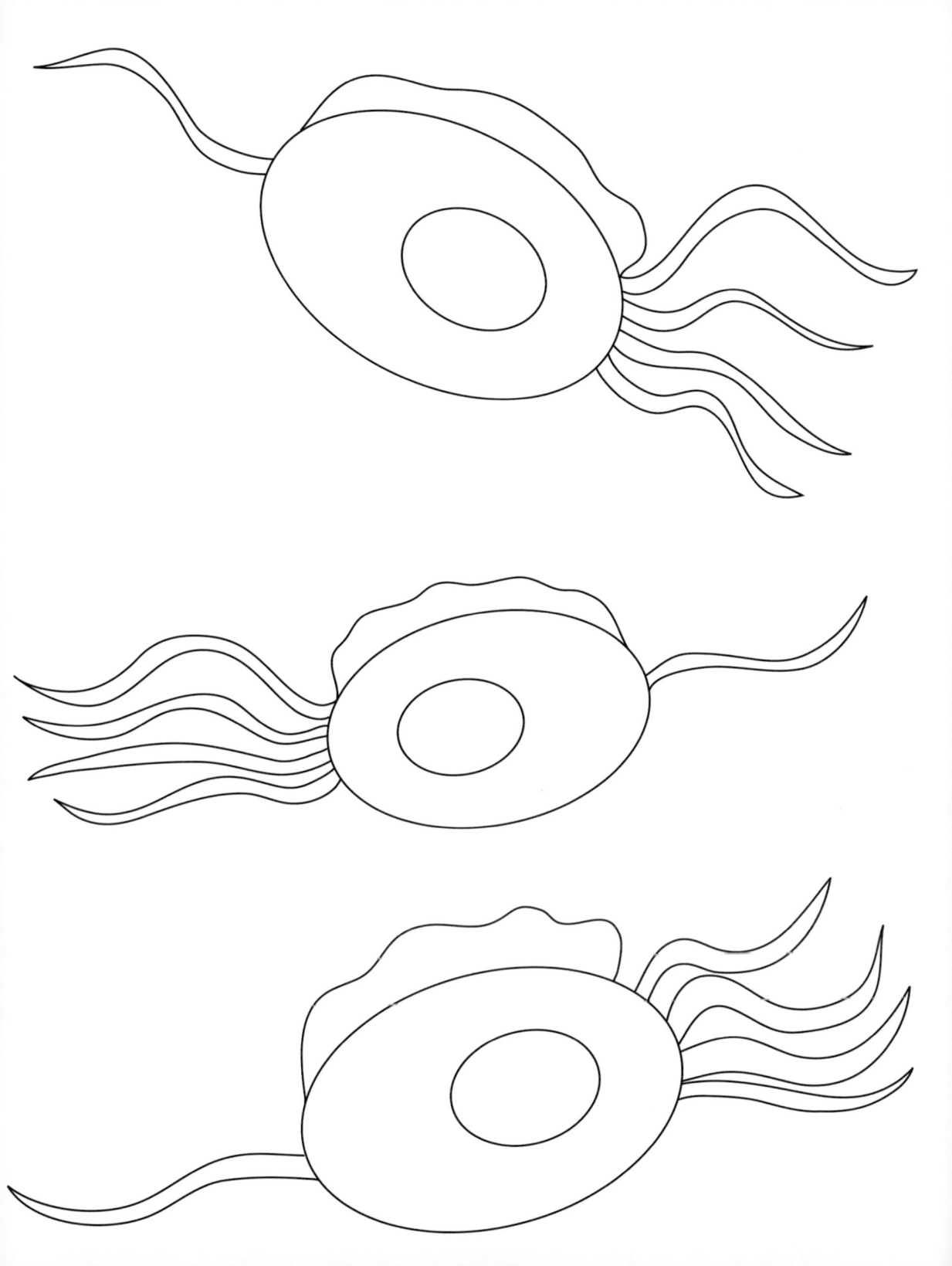

HEFEPILZ

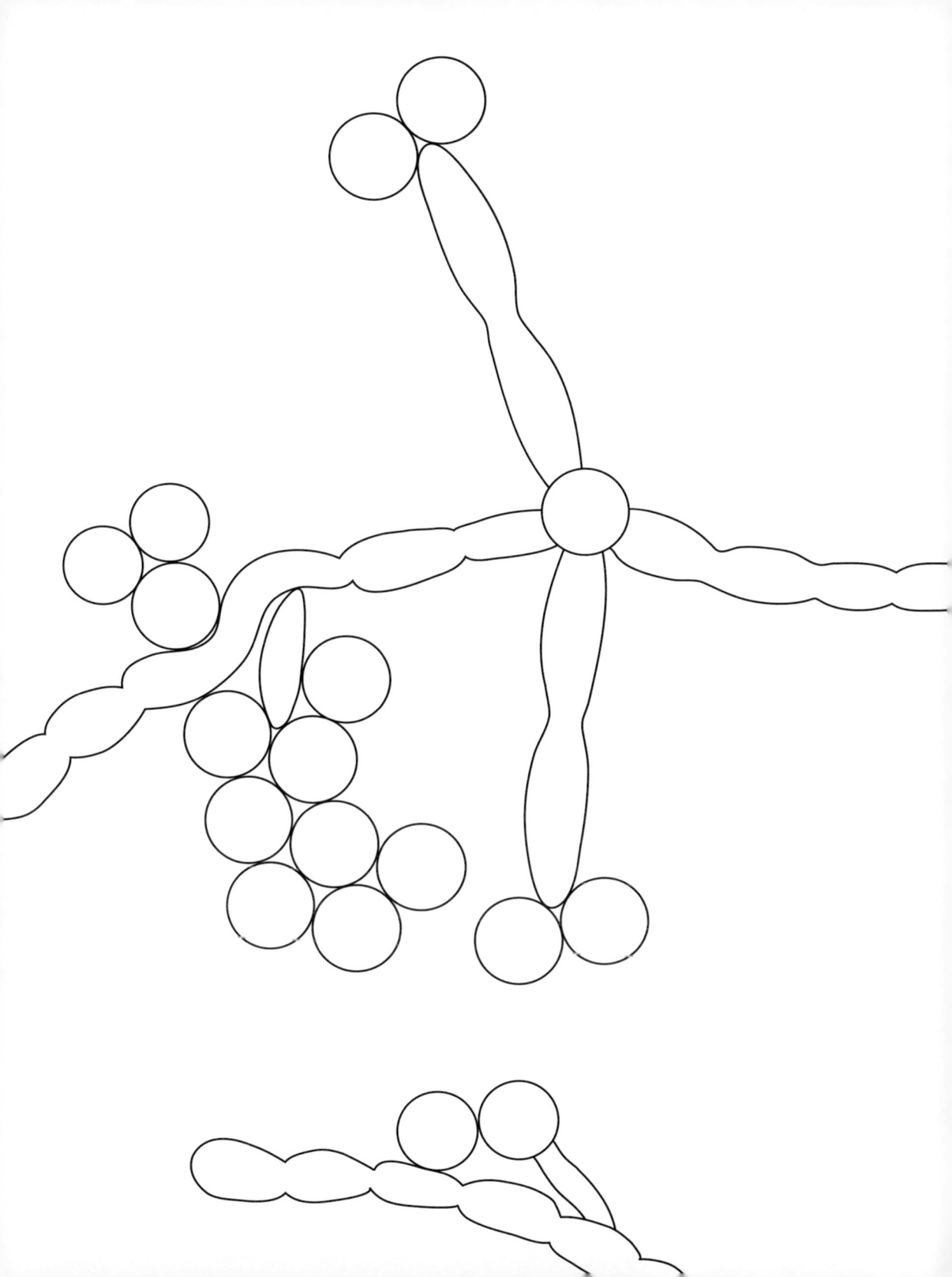

TRIPPER

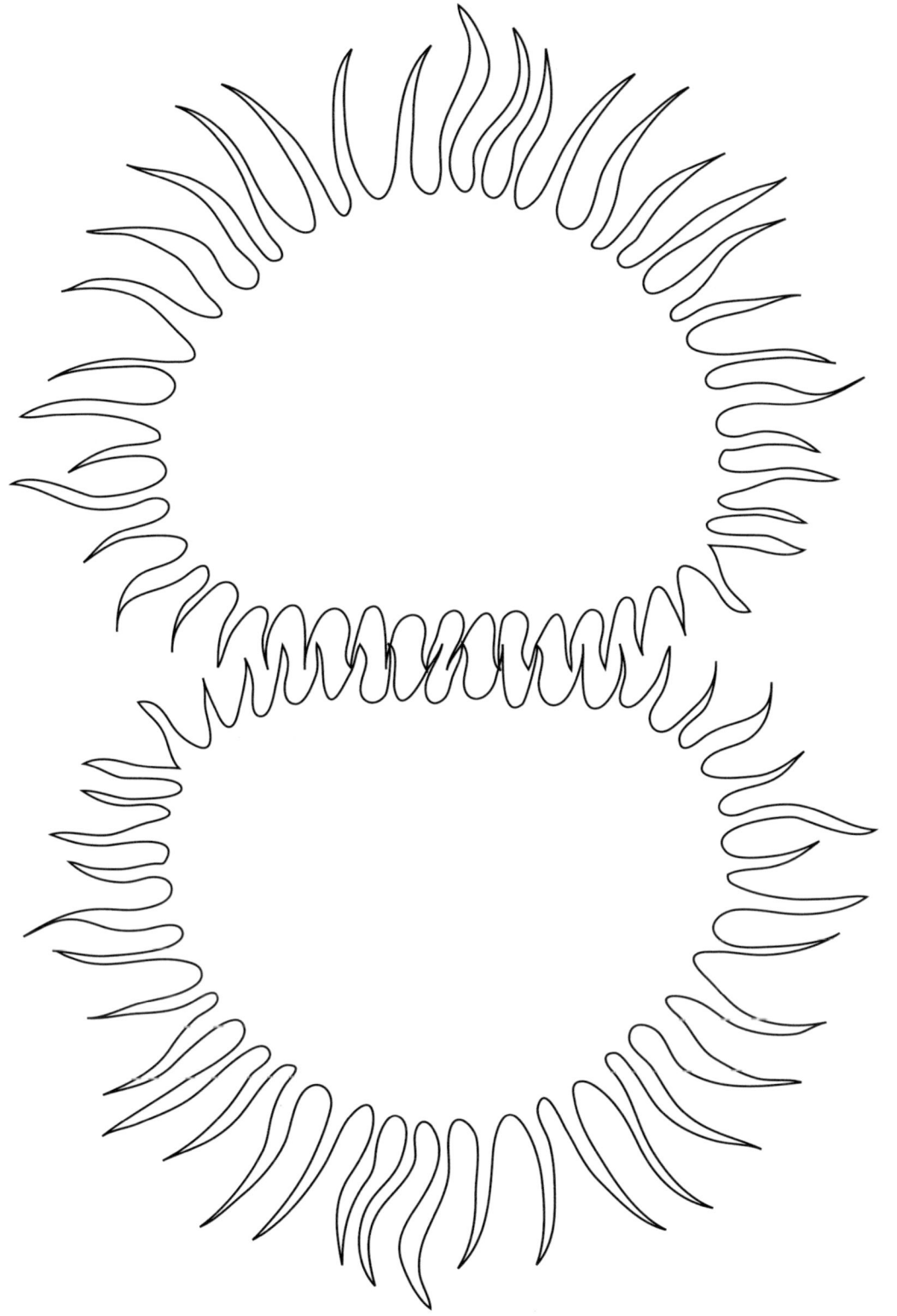

CHLAMYDIEN

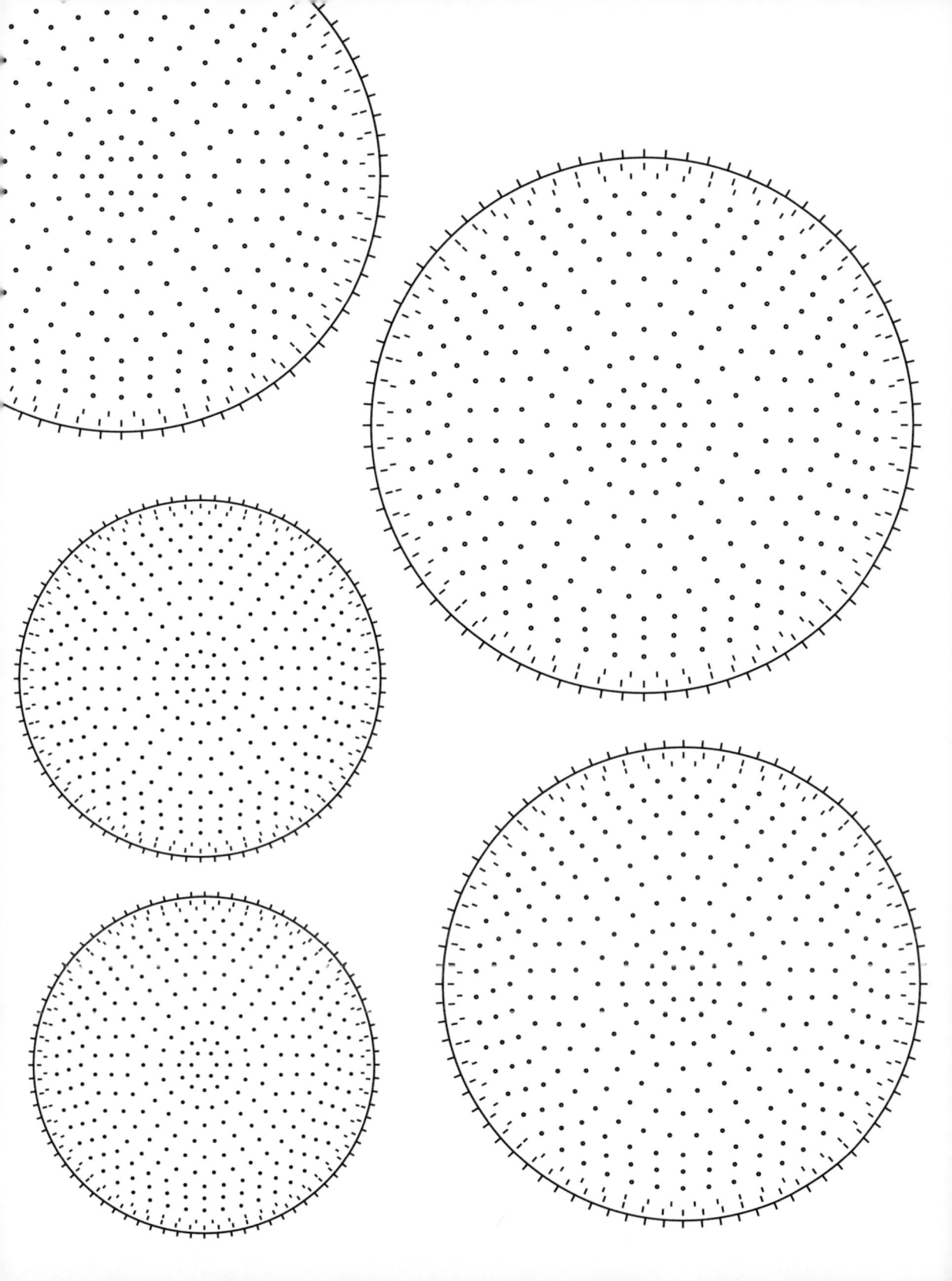

HEPATITIS B

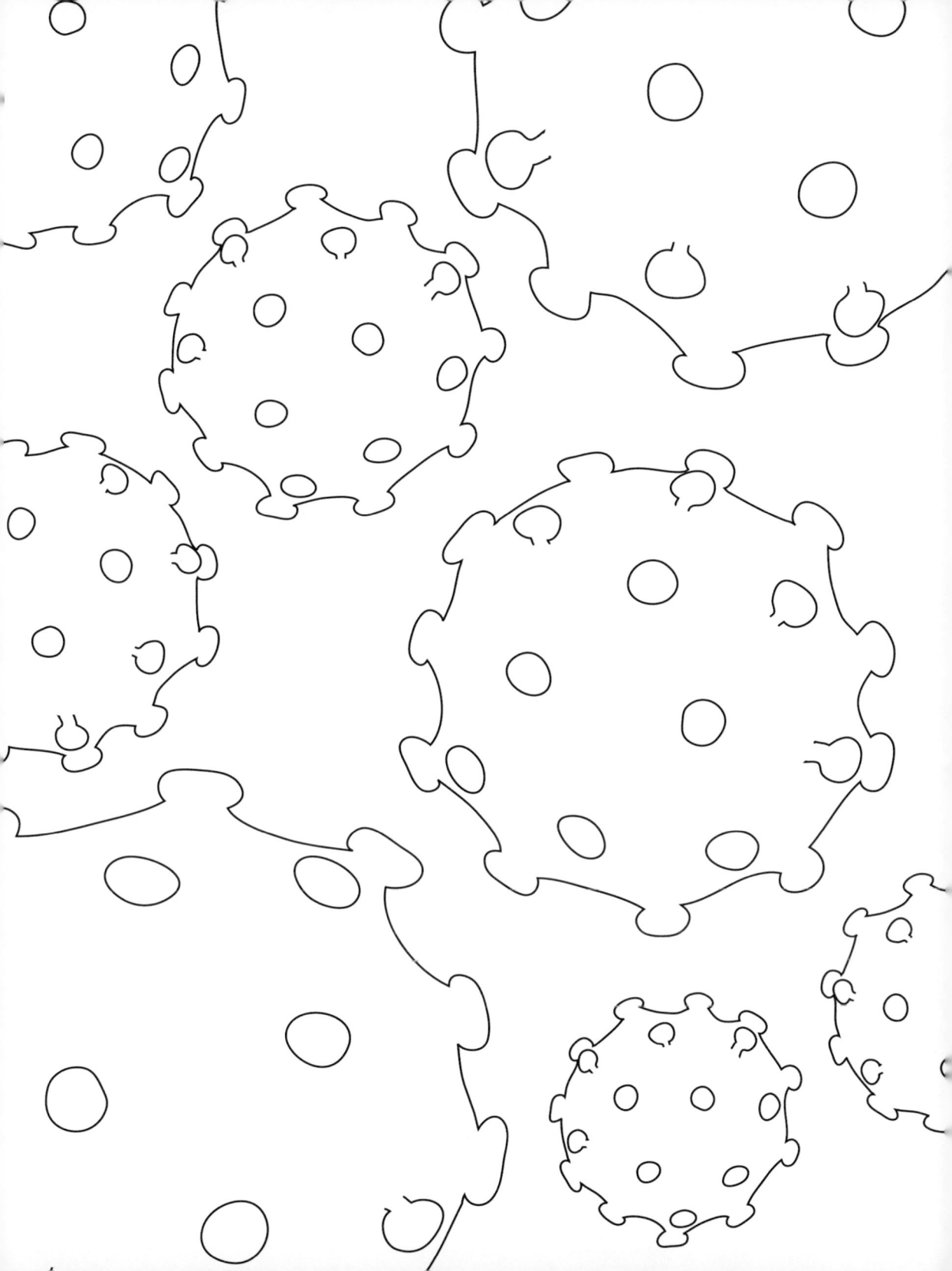

HERPES

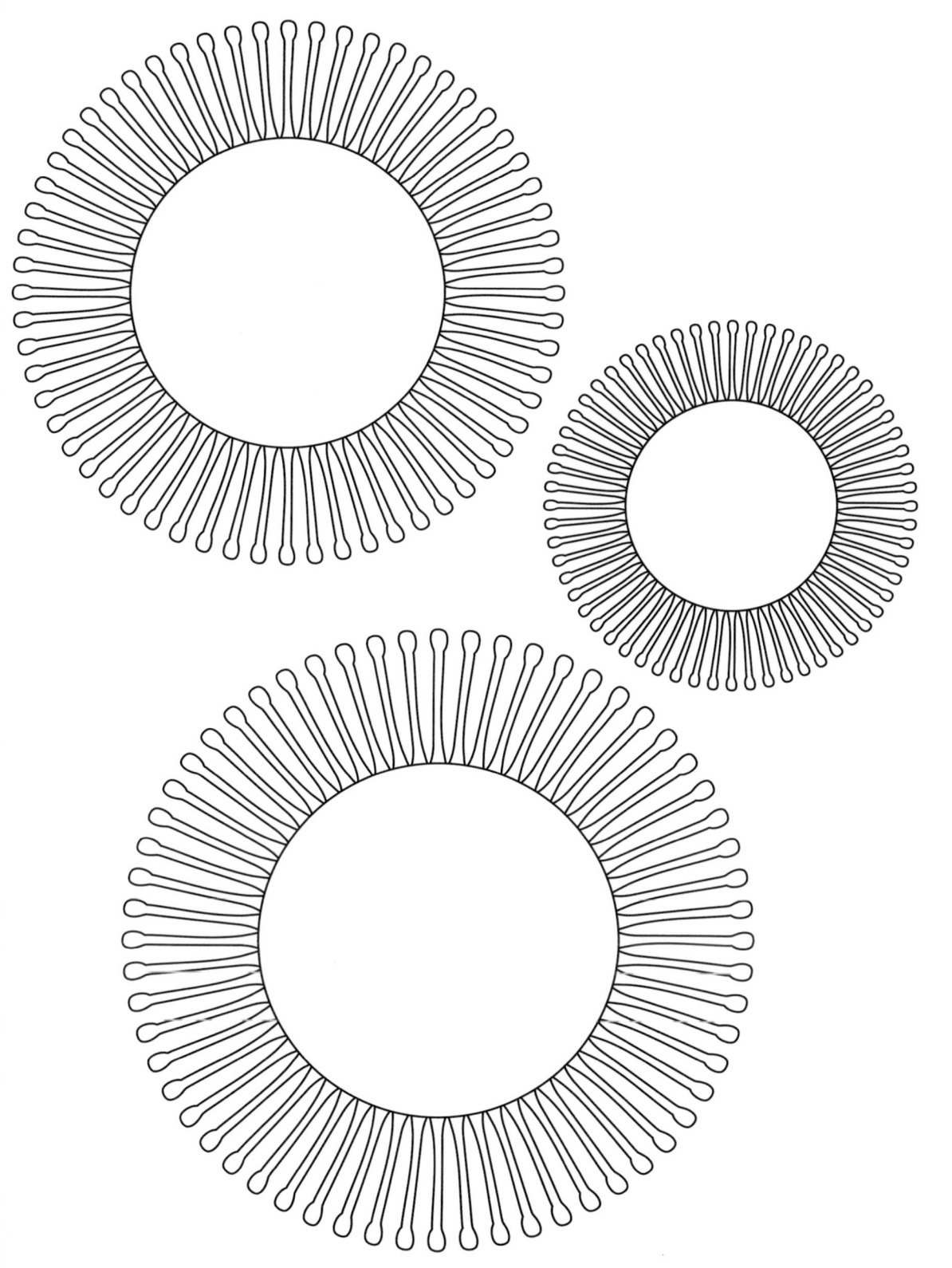

HIV

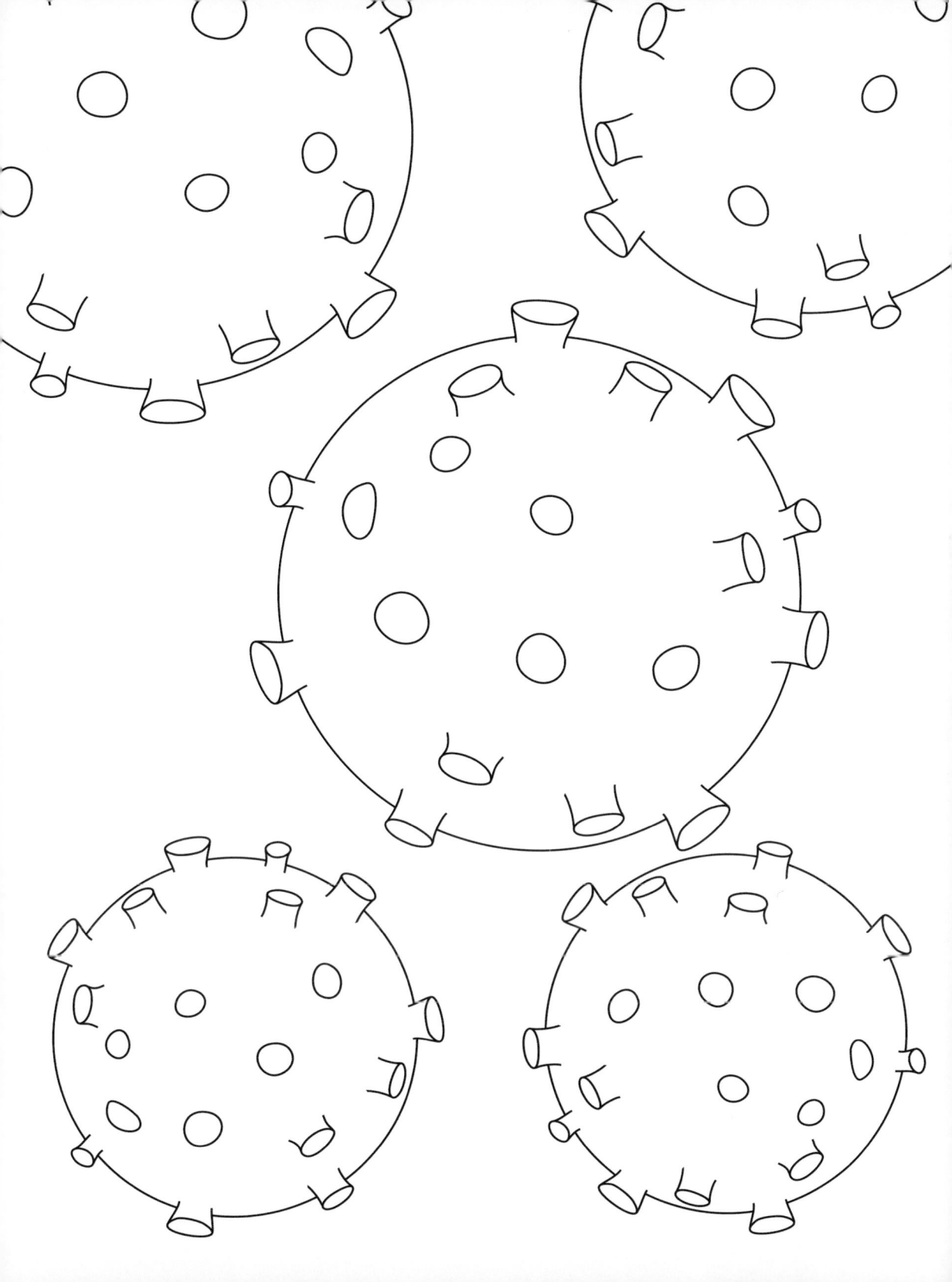

TRIPPER

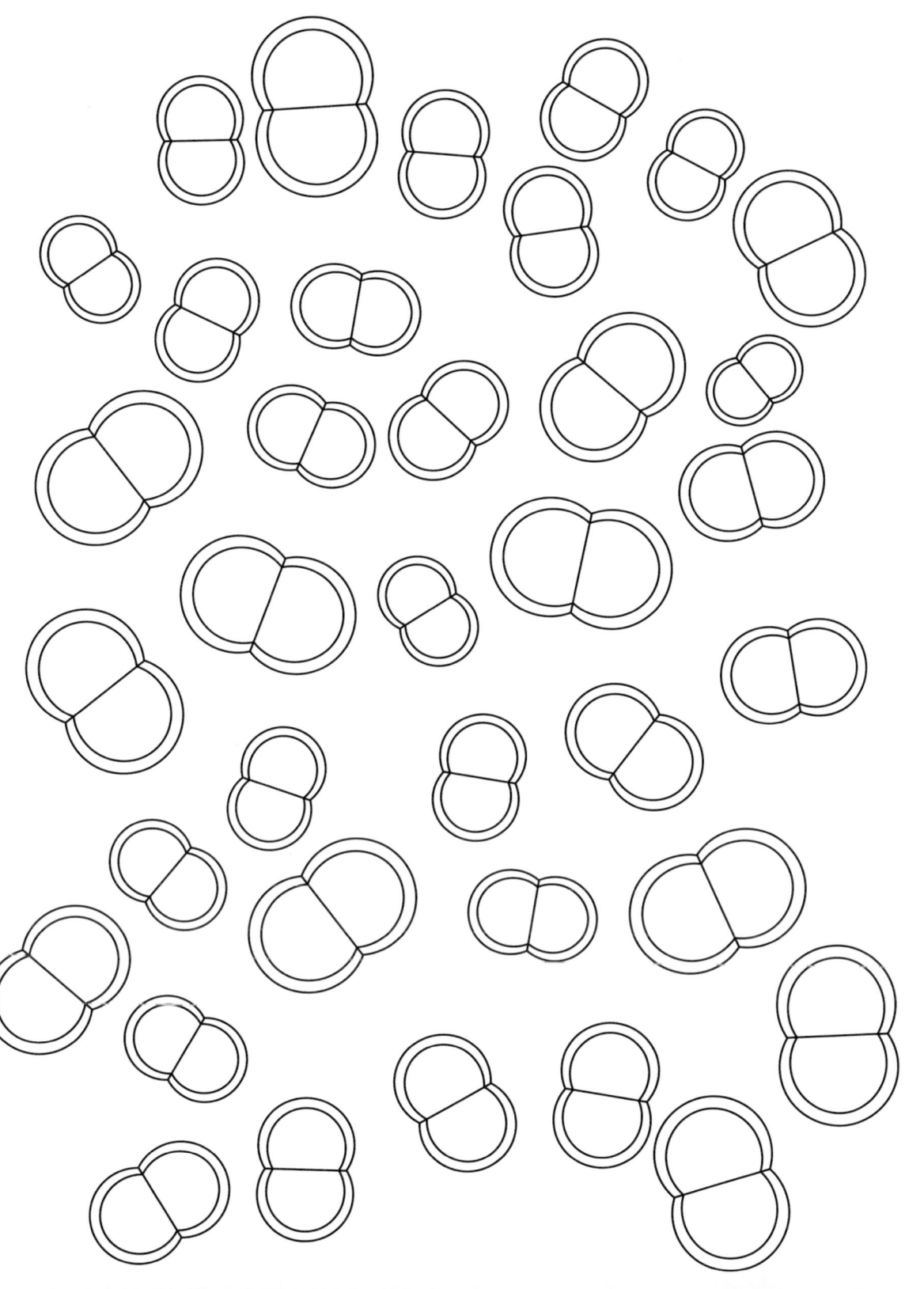

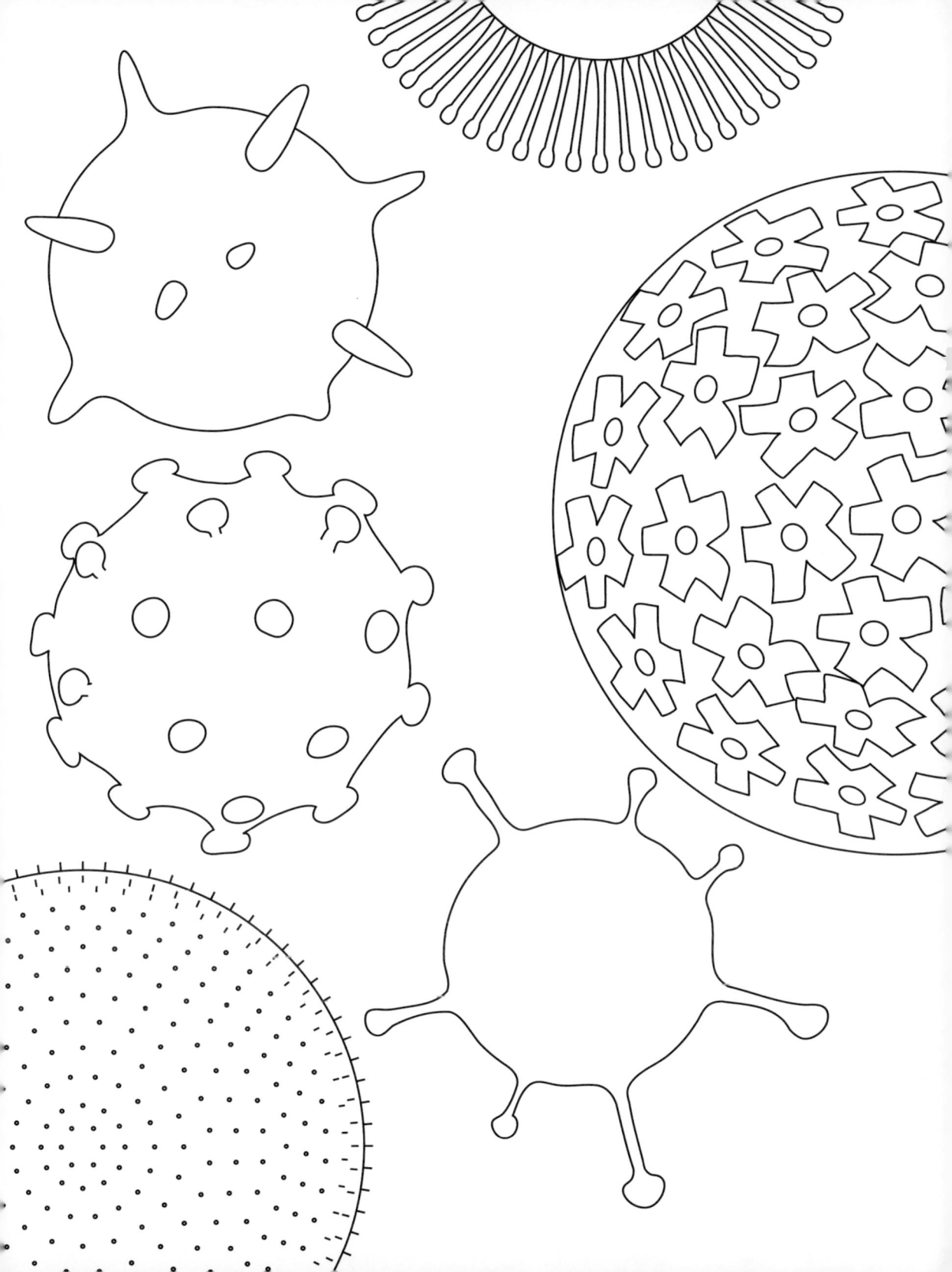